Inhaltsverzeichnis

1. Einleitung 4

2. Bin ich betroffen? 6

3. Was ist Testosteron? 10

4. Wie wirkt sich ein Mangel auf mich und meinen Körper aus? 14

5. Was sind die Auslöser für einen zu niedrigen Testosteronspiegel? 18

6. Kann ein Arzt helfen? 22

7. Wie kannst du selbst gegen den Testosteronmangel vorgehen? 26

8. Wie hoch ist die Gefahr, an einem Testosteronmangel zu leiden? 34

9. Welche Testosteronwerte sind als normal anzusehen? 35

10. Testosteron steigern 36

10.1 Durch Sex 48

10.2 Durch Sport 51

10.3 Gefährlicher Leben 58

10.4 Mit der richtigen Ernährung zum Erfolg (mit 10 Rezepten) 60

10.4.1 Das Fit-mach-Steak für das perfekte Sixpack 66

10.4.2 Deftige Kichererbsen-Pfanne mit Hackfleisch 69

10.4.3 Quinoa-Pfanne mit Ei 71

10.4.4 Lachs-Spieße auf Bohnen mit Avocado 73

10.4.5 Brokkoli-Omelette mit Käse 75

10.4.6 Thunfisch-Salat griechische Art...... 77

10.4.7 Schweinelende mit Süßkartoffeln.. 79

10.4.8 Thunfisch-Steak mit Reis und Brokkoli-Spinat-Gemüse 81

10.4.9 Spinat-Thunfisch-Salat 83

10.4.10 Testosteron-Booster für unterwegs 85

11. 10 effektive Tipps, um deinen Testosteron-spiegel natürlich zu steigern. 87

Schlusswort 95

Haftungsausschluss 100

Impressum 101

Testosteron steigern

—

Natürliche Strategien zur Erhöhung des Testosterongehalts
Für mehr Muskeln, Sex und Energie!

Autor – Max Schütze

1. Einleitung

„Testosteronmangel? Das betrifft mich doch nicht." Das werden einige Menschen denken, wenn sie den Titel dieses Buches lesen. Doch es kann jeden betreffen, egal, ob jung oder alt.

In diesem Buch möchte ich zum einen darüber aufklären, was Testosteron ist und bewirkt und zum anderen, wie du einen Mangel verhindern beziehungsweise dagegen vorgehen kannst, wenn du ihn bei dir doch festgestellt haben solltest. Schließlich sind wir ja unter uns. Also machen wir uns nichts vor. Früher oder später kommt der Moment, an dem man sich Gedanken macht, warum es nicht so läuft wie bei den anderen, sei es mit den Ladys, dem Sex oder anderen Vorzügen im Leben. Aber hey! Es gibt immer einen Weg und genau aus diesem Grund habe ich dieses Buch für dich geschrieben. Wenn du dir über deinen

Testosterongehalt keine Gedanken machen würdest, hättest du dir das Buch wahrscheinlich nicht gekauft, oder? Es soll dir dabei helfen, einen Mangel zu verhindern (oder gegen einen solchen vorzugehen, wenn es soweit ist). Außerdem soll es dafür sorgen, dass es bei dir mit der Frauenwelt und dem Muskelaufbau gut funktioniert. Dafür habe ich auch ein paar Rezepte zusammengestellt. Schließlich spielt auch die Ernährung spielt beim Thema Testosteron eine große Rolle. Aber genug geredet. Lass uns anfangen!

2. Bin ich betroffen?

Um sicherzugehen, ob du betroffen bist oder nicht, kannst du im Internet einen schnellen Test machen. Wenn du dir aber zu 100 % sicher sein möchtest, gibt es auch Schnelltests zu kaufen. Sie kosten circa 20 bis 30 Euro oder du gehst gleich zum Arzt. Dafür habe ich einen Symptomkatalog zusammengestellt, den du dir anschauen kannst, um abschätzen zu können, wie ernst die Lage ist. Dabei solltest du ehrlich zu dir selbst sein. Es ist wichtig, dass du alles abwägst. Machst du Sport? Wie ernährst du dich? Bist du fit oder eher übergewichtig und wie steht es um deine allgemeine Gesundheit? All das sind Dinge, die wichtig sind, um zu erfahren, ob ein Mangel bei dir besteht.

Hier folgen nun die Fragen bezogen auf
die Symptome eines Mangels, anhand
derer du einschätzen kannst, ob bei dir
ein Testosteronmangel vorherrscht:

- *Hat sich dein allgemeiner Gesundheitszustand verschlechtert?*

- *Hast Du Gelenk- oder Muskelbeschwerden?*

- *Stellst du an dir übermäßiges Schwitzen fest?*

- *Leidest du unter Schlafstörungen?*

- *Leidest du unter übermäßiger Müdigkeit?*

- *Bist du häufig gereizt?*

- *Bist du oft nervös und spürst du eine innere Unruhe?*

- Leidest du unter Ängsten oder Panikattacken?

- Leidest du an einer allgemeinen Leistungsminderung und Antriebslosigkeit?

- Leidest du unter Schwächeanfällen?

- Leidest du an Stimmungsschwankungen wie Depressionen oder Traurigkeit?

- Bist du unzufrieden mit deinem Leben oder denkst du, du hast etwas verpasst?

- Fühlst du dich entmutigt?

- Leidest du unter vermindertem Bartwuchs?

- Leidest du an einer nachlassenden Potenz?

- *Bleibt deine morgendliche Erektion öfter aus?*

- *Ist deine Libido eingeschlafen? Du hast also weniger Lust und Spaß am Sex?*

Das waren jetzt ein paar allgemeine Fragen, mit denen du dir selbst einen ersten Eindruck verschaffen kannst, wie es bei dir aussieht. Je nachdem, wie du die Fragen beantwortet hast, kannst du abwägen, wie schlimm es bei dir ist oder eben nicht. Je nachdem, wie die Antwort ausfällt, solltest du dir Hilfe holen.

3. Was ist Testosteron?

Jetzt sollten wir erst einmal klären, was Testosteron eigentlich meint und warum es so wichtig für dich ist. Testosteron ist auch bekannt als das Männer-Hormon, denn es steuert den Sexualtrieb und die Maskulinität. Die einen verfügen von Haus aus über mehr, die anderen eher über weniger.

Testosteron hat Einfluss auf:

- ✓ Gehirn (Libido, Stimmung, Psyche)

- ✓ Muskulatur (Wachstum und Stärke)

- ✓ Innere Organe (Leber und Niere)

- ✓ Geschlechtsorgane (Sexualität und Fruchtbarkeit)

- ✓ Kehlkopf (Stimmbruch und Wachstum)

- ✓ Haut und Haare (Körperbehaarung sowie Bartwuchs)

- ✓ Knochen (Knochenwachstum und Knochendichte)

- ✓ Knochenmark (Bildung von Blut)

Meistens denken Menschen, dass Testosteron nur dafür verantwortlich ist, wie männlich jemand ist oder wie stark ausgeprägt seine Muskeln sind. Aber das ist bei Weitem nicht alles. Denn auch die Psyche spielt eine sehr große Rolle. Nur weil jemand gebaut ist wie der größte Muskelberg und bei den Ladys gut ankommt, heißt das noch lange nicht, dass er einen höheren Testosteronspiegel hat als jemand, der es mit dem Training nicht so genau nimmt.

Allerdings ist bewiesen, dass sich ein hoher Testosteronspiegel positiv auf Frauen auswirkt, denn es heißt nicht umsonst „Das Männer-Hormon“. Wenn du Probleme dabei hast, Frauen kennenzulernen oder dich auf sie einzulassen, auch in Sachen Sex, kann das ein klares Zeichen für einen zu geringen Testosteronspiegel sein. Die meisten Frauen werden immer auf einen testosterongeladenen Mann reagieren. Auch wenn Frauen im geringeren Maße ebenfalls über Testosteron verfügen, um zum Beispiel Muskeln aufzubauen oder an bestimmten Körperstellen behaart zu sein, ist es bei Männern für alles zuständig, was sie männlich macht. Das heißt, Penisgröße, Bartwuchs, allgemeine Körperbehaarung, sexuelle Ausstrahlung und Wirkung auf andere. Eben all das, was Männer maskulin macht. Das ist es doch, worauf die Damenwelt steht: Maskulinität gepaart mit Charme und Selbstbewusstsein

(wenn sie eine Frau wollen würde, dann würde sie sich ja eine holen, oder?)

Doch auch bei Depressionen oder Angstzuständen hilft ein erhöhter Testosteronspiegel, denn er steigert automatisch das Selbstbewusstsein und macht dich somit resistenter. Produziert wird das Testosteron bei Männern zu ca. 95 % hauptsächlich in den Hoden und liegt bei einem Mann normalerweise bei 2,4 bis 8,3 µg/l. Am Abend fällt der Testosteronspiegel aber etwa um 20 % ab. Daher sollte die Blutentnahme für einen Test morgens erfolgen. Das Testosteron ist hauptsächlich an Eiweiß gebunden und kann deshalb durch eine eiweißreiche Ernährung begünstigt werden. Also hole dir die Proteine!

4. *Wie wirkt sich ein Mangel auf mich und meinen Körper aus?*

Einen Testosteronmangel solltest du keinesfalls auf die leichte Schulter nehmen. Denn spätestens nach dem fünften Date, an dem immer noch nichts gelaufen ist, solltest du dir die Frage stellen, woran das liegen könnte. Liegt es an ihr, weil sie sich aufsparen will und zu konservativ ist oder liegt es vielleicht doch an deiner Ausstrahlung, dass es ihr so leicht fällt, dir zu widerstehen und sie dich einfach nur nett findet? Solche Fragen solltest du dir nach einer gewissen Zeit stellen. Denn auf Dauer werden solche Situationen zu einer Flaute in deinem Liebes- und Sexleben und somit auch für deinen Testosteronspiegel führen. Aber auch dein Selbstbewusstsein wird stark darunter leiden.

Hier liste ich noch einmal ein paar allgemeine Symptome auf, die für einen Mangel an Testosteron sprechen (siehe auch den Selbsttest am Anfang des Buches).

Psychische Symptome:

- ✓ Antriebslosigkeit

- ✓ Libido (Lust auf Sex) sinkt

- ✓ Gemindertes Selbstbewusstsein

- ✓ Gemindertes Selbstwertgefühl

- ✓ Depression oder depressive Phasen

- ✓ Innere Unruhe

- ✓ Gereiztheit

- ✓ Stimmungsschwankungen

- ✓ Weniger Körperbehaarung

- ✓ Ängste

<u>Physische Symptome:</u>

- ✓ Osteoporose

- ✓ Körper braucht länger, um sich zu regenerieren

- ✓ Probleme mit der Erektion

- ✓ Muskelabbau

- ✓ Wassereinlagerungen

- ✓ Gewichtszunahme

- ✓ Geringere Spermienproduktion

- ✓ Schlafstörungen

Wenn dein Testosteronspiegel zu niedrig ist, wirkt sich das auch auf deine Attraktivität aus. Und das nicht nur optisch, sondern auch bezogen auf die Ausstrahlung. Denn wenn du zu wenig des Hormons in dir trägst, werden die Ladys das merken. Und dann, zack, stehst du wieder alleine an der Bar und fragst dich, was du wieder falsch gemacht hast… Wenn du also mehrere dieser Symptome aufweisen solltest, würde ich dir empfehlen, ärztlichen Rat einzuholen. Denn auf Dauer wird dir das einiges an Lebensqualität rauben. Du wirst glücklicher sein, wenn du dein Problem schnell beseitigst.

5. Was sind die Auslöser für einen zu niedrigen Testosteronspiegel?

Auch wenn es dem Ego schwerfällt, sich einzugestehen, dass eventuell ein Testosteronmangel vorliegt, solltest du bereits bei den ersten Anzeichen, die ich oben genannt habe, einen Mangel nicht ausschließen. Es bringt dir nichts, deine Symptome auf die leichte Schulter zu nehmen oder sie dir schön zu reden. „Schlafprobleme hat doch fast jeder" oder „Ich bin zurzeit halt einfach müde" oder „nur weil ich nicht der große Ladykiller bin, heißt das noch lange nicht, dass…." All das sind aber Dinge, über die du dir ernsthaft Gedanken machen musst, wenn sie bei dir vorliegen. Die Symptome kennst du ja jetzt. Aber lass uns darüber reden, was die Auslöser sind.

Bei einem Testosteronmangel ist es nicht so, dass er an der Tür klopft und sagt „Hallo, hier bin ich!". Es ist ein schleichender Prozess, der sich über eine lange Zeitspanne hinweg entwickelt. Und es gibt bestimmte Lebensweisen, Krankheiten oder Gewohnheiten, die man hat, welche einen Mangel hervorrufen können. Aber natürlich spielt auch das Alter eine große Rolle.

Im Alter ist es so, dass nicht nur Frauen unter einer Hormonumstellung leiden, sondern auch Männer. Dieser Lebensabschnitt wird im Fachjargon **„Andropause"** genannt. Während der „Andropause" kann es (muss aber nicht) sein, dass der Testosteronspiegel um einiges fällt. Das würde so im Alter zwischen 50 und 55 Jahren passieren, was aber natürlich von Person zu Person unterschiedlich ist.

Doch auch ein **ungesunder Lebensstil** kann dazu führen, dass es zu einem

Testosteronmangel kommt. Feiern, Alkohol, Junkfood, Übergewicht, Drogen, keine Bewegung und, und, und. All das sind Testosteron-Killer. Sie können sogar dafür verantwortlich sein, dass ein Mangel bereits in jungen Jahren auftritt.

Stress ist auch ein Faktor. Ich denke, Stress haben wir alle einmal. Denke hier an den nervigen Chef, anstrengende Kinder, sozialen Stress und so weiter. Jeder kennt das. Wichtig ist, dass du richtig damit umgehst und dir einen Ausgleich suchst. Wähle ein Hobby und tu irgendetwas für dich, das du gerne machst. Denn wenn du das nicht tust, wird sich auch da dein Testosteron bald verabschieden.

Bei der **Gesundheit** kann eine gewisse familiäre Belastung dazu führen, dass du unter einem Mangel leidest. Das solltest du aber unbedingt ärztlich abklären. Es kann nämlich sein, dass so etwas auch genetisch bedingt ist. Hier ist z.B. das Morbus-Klinefelter-Syndrom zu nennen.

Diese Erkrankung ist dafür
verantwortlich, dass das Erbmaterial der
Chromosomen nicht richtig verteilt wird.
Aber auch gewisse Medikamente wie
Antidepressiva oder bestimmte
Hormone, die du eventuell einnimmst,
können eine Rolle spielen.

Krankheiten, wie zum Beispiel
Bluthochdruck, Diabetes oder ein zu
hoher Cholesterinspiegel können ebenso
verantwortlich sein, wenn das
Testosteron nicht mehr so arbeiten will,
wie es sollte. Wenn du an einer solchen
Krankheit leidest und der Ansicht bist, es
könnte ein Mangel bei dir vorliegen,
würde ich dir auf jeden Fall empfehlen,
dich von einem Arzt beraten und das von
ihm testen zu lassen. Alle diese Dinge
solltest du auf jeden Fall berücksichtigen
und wenn möglich vermeiden oder
behandeln. Testosteron hin oder her, du
solltest so oder so darauf achten, einen
gesunden Lebensstil zu pflegen. Denn
so hast du in allen Lebensbereichen
schon die halbe Miete.

6. Kann ein Arzt helfen?

Ja, kann er, auch wenn du ihn nur in den
wenigsten Fällen brauchen wirst (du hast
dir ja nicht umsonst dieses Buch
gekauft). Wenn du aber wirklich
Gewissheit haben möchtest, bleibt ein
Besuch beim Urologen nicht aus. Jetzt
stellen sich bei dir wahrscheinlich alle
Haare auf. Das kann ich verstehen. Den
Weg zum Urologen macht keiner gerne.
Aber ich kann dir versichern, dass die
Untersuchung halb so wild ist. Sehe es
als Möglichkeit, die Frauenwelt ein wenig
besser zu verstehen, wenn sie sagen,
sie gehen nicht gerne zum Frauenarzt ;-
).

Die Behandlung läuft so ab: Als Erstes
wird der Arzt dir viele Fragen stellen.
Aber denke dir nichts dabei. Er ist
schließlich auch nur ein Mann und am
Ende hat er vielleicht sogar dieselben
Probleme wie du. Er wird dich intime
Dinge über dein Sexleben fragen und

wissen wollen, wie es um deine Erektion und Lust steht. Dann wird dir eine Schwester wahrscheinlich Blut abnehmen, um diese Probe nachher ins Labor zu schicken. Dort wird es dann einem Test unterzogen, um zu sehen, wie es um deinen Testosteronspiegel steht (Hinweis: Diesen Test übernimmt die Krankenkasse unter Umständen nicht).

Danach kommt es zur körperlichen Untersuchung. Sie ist natürlich nicht das, wovon wir nachts träumen und ich brauche da auch nicht drumherum zu reden. Es ist, wie es ist. Nicht schön…Aber es gibt auch wirklich Schlimmeres. Der Arzt wird dich zunächst auffordern, dich auf die Liege zu legen. Dann wird er anfangen, deinen Bauch, Penis und deine Hoden abzutasten. Doch auch deine Prostata wird er untersuchen, um Auffälligkeiten auszuschließen. Klar ist das nicht schön…aber komm! Danach hast du Sicherheit und weißt, was los ist. Nur die Harten kommen in den Garten, oder?

Die Prostata-Untersuchung dauert in
etwa 30 Sekunden. Dazu zieht er sich
einen Handschuh an, um dann mit
seinem Finger deine Prostata
abzutasten, die durch deinen Anus zu
erreichen ist. Wenn die Ergebnisse
letztendlich da sind und du Gewissheit
hast, wird der Arzt dir, je nachdem, wie
das Ergebnis ausgefallen ist,
verschiedene Therapiemöglichkeiten
vorschlagen und vorstellen. Diese
reichen von Injektionen über Kapseln bis
hin zu Pflaster oder Gels. Das sind aber
nicht alle Möglichkeiten, die du hast, um
deinen Spiegel zu steigern.
Aber wie gesagt:
Im Prinzip kannst du dir das sparen.
Befolge einfach die Tipps zur natürlichen
Steigerung aus diesem Buch und du
wirst schon bald einen Unterschied
merken – versprochen!

PS: Hier noch ein winziger Tipp führe
doch mal ein kleines „Testosteron-
Tagebuch". Dort hältst du fest, wie es dir
mit der Zeit ergeht. Im Alltag gehen

nämlich die Unterschiede oft unter,
sodass du deine eigene Veränderung
gar nicht spürst. Dokumentiere also
deine Befindlichkeit, deinen Erfolg bei
Frauen, deine Libido usw. über ein paar
Wochen und schau, was sich im Verlauf
deiner „Therapie" so alles regt und
streckt bei dir. ;).

7. Wie kannst du selbst gegen den Testosteronmangel vorgehen?

Bei einem starken Testosteronmangel wird dir in den meisten Fällen eine ärztliche Behandlung über längere Zeit verschrieben. Unter Umständen erhältst du sogar eine Testosteron-Kur. Das hängt aber ganz von deinem Mangel und dessen Auswirkung auf deinen Körper ab. Allerdings kannst du bei einem leichten bis mittleren Testosteronmangel zunächst auch selbst gegen ihn vorgehen. So gibt es einfache Hausmittel oder Veränderungen deiner Lebensweise, welche schon nach einigen Wochen und Monaten ihre Wirkung auf deine Testosteronproduktion zeigen können. Mit Abstand am wichtigsten ist hier deine Ernährung. Wie du schon erfahren hast, liegt dein Testosteronmangel nämlich oftmals an einer falschen Ernährung über mehrere Jahre. Es gilt hier grundsätzlich, eine ausgewogene Ernährung anzuwenden. Konsumiere stets genügend Gemüse und Obst, um deinen täglichen Bedarf an Mineralien und Vitaminen abzudecken. Gleichzeitig solltest du darauf achten, eine eiweißreiche Ernährung zu verfolgen. Eiweiß fördert nämlich ebenfalls die Produktion von Testosteron. Eiweiß kannst du beispielsweise zu dir nehmen, indem du mageres Fleisch, mageren Quark oder Hülsenfrüchte konsumierst. Es gibt die verschiedensten Eiweißquellen. Du solltest im Zuge deiner Ernährung aber auch immer darauf achten, fettarm zu essen. Eine fettreiche und ungesunde Ernährung sorgt langfristig nämlich für den Testosteronmangel.

Fast genauso wichtig wie die gesunde Ernährung ist der regelmäßige Sport. Wissenschaftlich wurde schon vor vielen Jahren belegt, dass der

Testosterongehalt bei Männern, welche regelmäßig Sport betreiben, höher ist. Das gilt beispielsweise für Ausdauersportarten wie das regelmäßige Joggen oder Fahrradfahren. Gleichzeitig gilt dies aber auch für Ballsportarten wie Fußball oder Handball. Allerdings kann die Testosteronproduktion besonders durch das regelmäßige Krafttraining oder das Intervalltraining erhöht werden. Regelmäßig das Fitnessstudio aufsuchen lautet hier also der Tipp! Schon wenn du dreimal in der Woche Krafttraining machst, wirst du deine Testosteronproduktion ankurbeln können, um damit deinem Testosteronmangel entgegenzuwirken. Achte hier beim Krafttraining darauf, deinen gesamten Körper zu trainieren. Vor allem die großen Muskelgruppen wie die Beine, der Rücken und die Brust spielen hier eine wichtige Rolle. Denn durch das Training dieser Muskelgruppen setzt dein Körper natürliches Testosteron frei.

Vernachlässige dabei allerdings keine Muskelgruppe im Training. Achte außerdem darauf, dich stetig im Training zu steigern. Nur so kannst du letztendlich Muskeln aufbauen und somit deinem Testosteronmangel entgegenwirken.

Tatsächlich helfen auch sexuelle Aktivitäten gegen Testosteronmangel. So ist die Produktion von Testosteron bei Männern, welche regelmäßig Sex haben, viel höher als bei denen, welche keinen Sex haben. Wie schon erwähnt, macht sich ein Testosteronmangel oftmals an der Libido bemerkbar. Diese nun zu steigern, um auch wieder Spaß am Sex zu haben, fällt allerdings nicht leicht. Was sollst du also machen? Die Antwort lautet: Ändere zum Beispiel deine Ernährung! Bestimmte Lebensmittel und Gewürze können nämlich dafür sorgen, dass sich deine Libido wieder steigert. Dazu zählen unter anderem Muskatnuss, Kürbiskerne, Zimt oder Ginseng. Du solltest außerdem

darauf achten, gesunde Fette in
moderaten Mengen zu dir zu nehmen.
Ein ausgeglichenes Verhältnis der
Fettsäuren ist dabei besonders wichtig.
Es gibt aber auch Techniken, mit
welchen die sexuelle Lust wieder
angekurbelt werden kann. Dazu können
beispielsweise bestimmte Bäder dienen.
Du kannst außerdem zu natürlichen
Präparaten greifen, welche deine Lust
auf Sex wieder ankurbeln.

Wie du schon erfahren hast, wird
Testosteronmangel vielfach durch Stress
herbeigeführt. Um den Mangel an
Testosteron zu bekämpfen, solltest du
also zunächst auch deinem Stress
entgegenwirken. Hast du viel Stress im
Beruf? Dann gehe dem Grund für diesen
Stress nach. Könnte dieser seinen
Ursprung vielleicht in der
Zusammenarbeit mit deinen
Arbeitskollegen finden? Schiebst du
Arbeit oftmals vor dir her, bis sich ein
großes Volumen an unerledigter Arbeit
anstaut? Herrscht generell ein

schlechtes Arbeitsklima oder wirst du deines Erachtens nach nicht fair auf der Arbeit behandelt? Stress im Beruf kann die verschiedensten Ursachen haben. Er kann aber auch im Familienleben entstehen. Dies ist gerade der Fall, wenn du beispielsweise durch eine Phase der Trennung gehst. Du kannst Stress und damit auch deinen Testosteronmangel allerdings schon mit einigen effektiven Tipps bekämpfen. Zum einen kann Meditation dir dabei helfen, dein Stresslevel in den Griff zu bekommen. Täglich zu meditieren, kann dich zum anderen dabei unterstützen, deine Aufgaben und Ziele besser zu ordnen. Außerdem kann dir diese helfen, deinen Blick auf die wirklich wichtigen Dinge im Leben zu lenken.

Unmittelbar mit dem Stress als Ursache für Testosteronmangel hängt aber auch ein Schlafmangel zusammen. Genügend Schlaf kann sehr häufig eine einfache, aber effektive Lösung für deinen Testosteronmangel darstellen. Wie sich in vielen Studien herausgestellt hat, liegt die ideale Schlafzeit für den optimalen Testosteronlevel bei acht Stunden pro Nacht. Schläfst du deutlich weniger, so wird sich ein Testosteronmangel früher oder später bemerkbar machen. Unterschätze daher niemals die Stärke des Schlafes. Ein weiterer Tipp, um dem Testosteronmangel entgegenzuwirken, liegt darin, genügend Sonnenlicht zu tanken. Lege dich in deiner Freizeit öfters in die Sonne oder mache einen Spaziergang. Wer den ganzen Tag innerhalb von Gebäuden verbringt und kaum mit der Sonne in Berührung kommt, wird seine Vitamin-D-Produktion vernachlässigen. Diese hängt unmittelbar mit der Produktion an Testosteron zusammen.

Konsumierst du regelmäßig Alkohol? Dann solltest du deinen Alkoholkonsum einstellen beziehungsweise deutlich zurückfahren. Schließlich führt regelmäßiger Alkoholkonsum ebenfalls zu einem Testosteronmangel. Achte hier

darauf, nur noch selten Alkohol zu dir zu
nehmen beziehungsweise vollkommen
auf Alkohol zu verzichten. Wenn du
einmal Alkohol konsumierst, sollte dies
in kleinen Mengen stattfinden.
Außerdem solltest du auf alkoholische
Getränke setzen, welche nur geringe
Mengen an Alkohol enthalten. Dazu
zählen beispielsweise Bier-
Mischgetränke. Schnäpse, Brände,
Cocktails oder andere hochprozentige
Spirituosen solltest du vollkommen
auslassen. Verzichtest du weitgehend
auf Alkohol, wirst du schon bald
Veränderungen wahrnehmen können.

8. Wie hoch ist die Gefahr, an einem Testosteronmangel zu leiden?

Die Gefahr, an Testosteronmangel zu leiden, wird anhand eines Risikolevels angegeben. Hierbei stellt der Wert 1 den geringsten Wert dar. Der Wert 6 spiegelt die höchste Gefahr auf einen Testosteronmangel wider. Sobald du den Wert 4 überschreitest, bist du grundsätzlich gefährdet, einen Testosteronmangel aufzuweisen. Zum einen bestehen unterschiedliche Wahrscheinlichkeiten auf einen Testosteronmangel bei verschiedenen Altersgruppen. Bist du zwischen 30 und 40 Jahre alt, liegt der Risikolevel bei 1. Zwischen 40 und 50 Jahren befindet er sich bei 2 und bei über 50 Jahren liegt der Risikolevel schon bei 3. Mit dem steigenden Alter erhöht sich also auch das Risiko für einen Testosteronmangel.

Leidest du an Übergewicht, dann besteht
die Gefahr, einen Testosteronmangel bei
2. Starkes Übergewicht
beziehungsweise Fettleibigkeit führt
schon zu einem Risikolevel von 3. Wenig
Schlaf, viel Stress und kein Sport weisen
alle einen Risikolevel von 2 auf. Tankst
du nur wenig Sonne, dann liegt dein
Risikolevel bei 1.

9. Welche Testosteronwerte sind als normal anzusehen?

Natürlich liegen bei Frauen und Männern
Unterschiede bei den Normalwerten des
Gehaltes an Testosteron vor. Zwischen
18 und 40 Jahren solltest du einen
Testosteronwert von mindestens 3,5 µg/l
bis 9 µg/l haben. Liegt dein
Testosteronwert unter 3,5 µg/l, dann
kann schon von einer

Mangelerscheinung die Rede sein. Bist du zwischen 13 und 18 Jahren alt, so sollte dein Testosteronwert hingegen bei 0,1 µg/l bis 9 µg/l liegen. Wer zwischen 9 und 12 Jahre alt ist, sollte einen Testosteronwert von 0,1 µg/l bis 3,0 µg/l aufweisen. Im noch jüngeren Alter liegen die Normalwerte für den Gehalt an Testosteron bei 0,05 µg/l bis 0,15 µg/l. Männliche Babys hingegen können einen Testosteronwert von 0,05 µg/l bis hin zu 3,5 µg/l aufweisen.

10. Testosteron steigern

Dieses Kapitel behandelt die Frage, wie du dein Testosteron steigern kannst. Es wird auf die Möglichkeiten Sex, Sport, gefährlicher leben und die richtige Ernährung eingegangen. Testosteron zählt zu dem Königshormon des Mannes, denn es treibt ihn an und macht ihn stark – sei es im Bett oder im Leben.

Es steigert deinen Selbstwert und verschafft dir Energie und Kraft. Im Gegensatz hierzu steht das sogenannte Stresshormon Cortisol. Dieses kann dir leider Müdigkeit, Abgeschlagenheit und Krankheit bescheren.

Um deinen Testosteronwert zu steigern, solltest du zuallererst einen Blick auf deinen Lebenswandel werfen. Die eigene Lebensweise hat einen immensen Einfluss auf die körpereigene Testosteron-Produktion. So können alte Gewohnheiten oder eine schlechte Lebensweise dazu führen, dass dein Testosteronspiegel sehr niedrig ist. Schaue dir deinen Lebenswandel und deine Gewohnheiten genau an und verändere sie. Um dies zu tun, gibt es einige wichtige Dinge zu beachten, wie zum Beispiel eine Veränderung deiner Ernährungsweise oder deiner sportlichen Aktivitäten sowie bei Bedarf einer Reduzierung des Bauchumfanges. Hast du diese Faktoren im Blick, kannst du deine körpereigene Produktion des Testosterons anregen und steigern.

Jedoch solltest du dabei stets beachten, dass eine alleinige Veränderung dieser Dinge wenig Erfolg verspricht, wenn du generell ein sehr stressiges Leben lebst. Stress ist der Testosteronkiller Nummer eins. Bei erhöhtem Stress wird das Stresshormon Cortisol verstärkt produziert und ausgeschüttet. Du erlangst für eine kurze Zeit einen erhöhten Schub an Energie, die deinem Körper zur Verfügung steht. Jedoch fällt diese nach kurzer Zeit wieder rapide ab. Cortisol stellt einen absoluten Gegner für einen erhöhten Testosteronspiegel dar. So kannst du ein noch so gesundes und sportliches Leben führen. Wenn du aber permanent unter Stress stehst, wird dein Testosteronwert nicht steigen. Des Weiteren schadet ein zu hoher Cortisolspiegel deiner köpereigenen Immunabwehr und du wirst folglich krank. Du musst den Stress in deinem Leben reduzieren und ein stress- und

sorgenfreies Leben in den Vordergrund
stellen. Tust du dies, werden sich deine
Testosteronwerte innerhalb kürzester
Zeit steigern.

Ein weiterer wichtiger Faktor bei einer
erhöhten Produktion von Testosteron ist
ein ausreichender Schlaf. Neben dem
Stress zählt auch der Schlafmangel zu
einem absoluten Testosteronkiller. Für
eine Steigerung deines
Testosteronwertes ist ein guter und
erholsamer Schlaf essenziell. Achte auf
ausreichend viel Schlaf. Bei einem
konstanten Schlafmangel wirst du sehr
schnell feststellen, dass deine
Testosteronwerte signifikant abfallen
werden. Dabei ist es irrelevant, wie alt
oder gesund du bist, denn dies
geschieht selbst bei jungen und
gesunden Männern. Beachte stets, dass
dein Testosteronwert am frühen Morgen
am höchsten ist.

Um deinen Testosteronspiegel zu
steigern und konstant erhöht zu halten,

solltest du außerdem die mentalen Beeinflussungen beachten. Hierzu zählt unter anderem die körpereigene Haltung. Genau diese hat einen enormen Einfluss auf dein eigenes Wohlbefinden und wie du von der Außenwelt wahrgenommen wirst. Zudem hat deine Körperhaltung einen immensen Einfluss auf deinen körpereigenen biologischen und aktiven Testosteronspiegel. So kannst du deinen Testosteronwert steigern, indem du auf eine aufrechte und gerade Körperhaltung achtest. Du solltest zum Beispiel aufrecht sitzen und deine Arme hinter deinen Kopf verschränken. Tust du dies, dann wirst du merken, wie sich dein Testosteronwert innerhalb weniger Minuten steigert. Bevorzugst du jedoch eine in sich gekehrte Körperhaltung, bei der du zusammengesunken auf einem Stuhl sitzt, wirst du einen niedrigen Testosteronwert erzielen – ganz im Gegenteil sogar. Dein Körper wird eine erhöhte Menge des Stresshormons Cortisol produzieren und ausschütten.

Also bedenke stets, dass deine Haltung einen enormen Einfluss darauf hat, wie du dich gerade fühlst und wie es dir geht. Des Weiteren hat deine Körperhaltung einen Einfluss auf deinen Hormonhaushalt. Beachtest du diese Faktoren, um deine körpereigene Produktion von Testosteron anzuregen und zu steigern, wirst du dich schnell stärker, besser sowie energiegeladener fühlen und dein Testosteronspiegel wird sich steigern.

Zudem solltest du beim Streben nach einem erhöhten Testosteronwert darauf achten, dass dein Körper einen angemessenen Vitamin-D-Spiegel hat. Ein zu geringer Wert von Vitamin D im Blut kann eine Minderung der körpereigenen Produktion und Ausschüttung von Testosteron zur Folge haben. Dies führt folglich zu einem niedrigen Testosteronwert. Um deinen Vitamin-D-Spiegel im Gleichgewicht zu halten, kann die Einnahme von Tabletten hilfreich sein. Du wirst bereits nach einer

kurzen Zeit eine signifikante Steigerung
deines Testosteronspiegels erkennen.
Folglich werden sich dein Wohlbefinden
und deine Leistungsfähigkeit verbessern.

Außerdem solltest du beachten, dass
deine Testosteronmoleküle aus einer
sogenannten Fett-Formel bestehen.
Aufgrund dessen sollte es für dich
essenziell sein, gesunde Fette zu dir zu
nehmen. Zu diesen Fetten zählen unter
anderem Avocados oder auch Nüsse.
Für einen erhöhten Testosteronwert sind
diese Fette und Lebensmittel essenziell.

Was ein erhöhter Testosteronwert mit
sich bringen kann, können wir auch im
Tierreich beobachten. So sehen wir,
dass die Tiere, die Angst verspüren, sich
häufig klein machen oder gar davon
laufen. Im Gegensatz zu den Tieren, die
sich stark fühlen. Sie zeigen ihre Kraft
und Stärke, indem sie sich groß machen
und aufbäumen. Ja, sie demonstrieren
ihre Kraft und Energie. Bei diesen
starken und energiegeladenen Tieren

handelt es sich um die sogenannten
Alphatiere. Alphatiere haben eine sehr
hohe Produktion von Testosteron und
folglich einen erhöhten Testosteronwert,
wohingegen der Wert des Stresshormons Cortisol äußerst gering ist. Des
Weiteren haben Alphatiere den höchsten
Testosteronspiegel und somit auch den
niedrigsten Cortisolspiegel. Wenn jedoch
die Produktion und Ausschüttung von
Testosteron sinkt, so verliert er auch
gleichzeitig seinen Rang als Alphatier.
So können wir in der Tierwelt
beobachten, dass, je tiefer sich ein Tier
in der Hierarchie befindet, desto geringer
ist auch sein Testosteronwert. Folglich
hat das Tier dann einen erhöhten
Cortisolwert.

Um deinen Testosteronwert außerdem
zu steigern, solltest du auf eine
Vermeidung von Produkten achten, die
Phthalsäure Ester oder BPA enthalten.
Bei Phthalsäure Ester handelt es sich
um die sogenannten „Weichmacher", die
dafür eingesetzt werden, Plastikprodukte

weicher zu machen. Diese Weichmacher
kommen häufig in Spielzeugen, Seifen
und Shampoos sowie in den
Verpackungen von Lebensmitteln vor.
Das sogenannte BPA entsteht bei der
Synthese von polymeren Kunststoffen.
Dieses ist meist in Lacken oder Farben
sowie in der Beschichtung von
Konserven enthalten. Solltest du
häufigen Kontakt mit BPA haben, kann
dies zu Erektionsstörungen,
Abgeschlagenheit sowie Müdigkeit
führen. Des Weiteren wirst du eine
Verminderung deiner Lust auf Sex
verspüren. Also beachte, dass du deinen
Testosteronwert niedrig halten wirst,
solltest du vermehrten Kontakt zu
Phthalsäure Ester oder BPA haben.
Vermeide diese beiden besser komplett.
So kann dein Testosteronwert gesteigert
werden.

Ab dem 30. Lebensjahr, spätestens
jedoch ab dem 40. Lebensjahr, kann es
dazu kommen, dass dein Körper die
körpereigene Produktion von

Testosteron herunterfährt. In diesem Falle können Testosteronersatztherapien zum Einsatz kommen. Dies geschieht meist dann, wenn der Körper des Mannes nicht mehr in der Lage ist, Testosteron selbst herzustellen. Sollte dies medizinisch festgestellt werden, dann bezeichnet man diesen Gesundheitszustand und die folgenden Symptome als Hypogonadismus. Dieser Erkrankungen liegen zwei unterschiedliche Störungen zu Grunde. Zum einen handelt es sich hierbei um eine Störung der Gehirnfunktion. Diese Gehirnfunktion ist für die Produktion von Testosteron im Hoden zuständig. Die andere Störung liegt direkt in der Funktion der Hoden. Folglich bedeutet dies, dass der Mann dann nicht mehr in der Lage ist, aus sich heraus Testosteron zu produzieren. Die Folgen dieser Störung sind auch hier Müdigkeit, Abgeschlagenheit und Probleme der sexuellen Natur.

Durch eine Testosteronersatztherapie können deine Testosteronwerte angehoben werden. Du wirst binnen kürzester Zeit, in der Regel nach einigen Wochen oder Monaten, eine signifikante Verbesserung verspüren.

Doch bedenke, dass es bei dieser Art der Steigerung deines Testosteronspiegels auch Nebenwirkungen geben kann. So werden bei der Testosteronersatztherapie häufig Testosterongele eingesetzt, die Reduktionsverstärker enthalten, welche über die Haut aufgenommen werden. Hier können die Folgen Hautirritationen sein. Des Weiteren kannst du durch eine Testosteronersatztherapie ein vermehrtes Haarwachstum und eine Gewichtszunahme verspüren. Außerdem kann es in einigen Fällen zu einem vermehrten Haarwachstum am Körper kommen.

Eher selten ist jedoch eine
Gynäkomastie, die eine Testosteronersatztherapie zur Folge haben kann.
Hierbei wirst du eine Veränderung deiner
Brustregion verspüren oder aber auch
eine Hypersensibilität in der Region
deiner Brustwarzen.
Leider beklagen sich Männer, die eine
solche Ersatztherapie in Anspruch
nehmen, häufig über eine Veränderung
der Haut. Aufgrund dieser Ersatztherapie
können bei Männern Hautunreinheiten
bis hin zu Akne auftreten.

Im Folgenden wirst du nun einige
ausführliche Tipps erhalten. Sie zeigen
dir, wie du deinen Testosteronspiegel
auf eine natürliche Art und Weise
steigern kannst, ohne Medikamente oder
Ersatztherapien in Anspruch nehmen zu
müssen.

10.1 Durch Sex

Dass Sex und Testosteron irgendwie zusammengehören, ist doch klar. Aber wie ist das denn jetzt mit dem Liebesspiel? Senkt es deinen Spiegel oder steigert es ihn? Diese Frage ist umstritten. Allerdings gibt es Studien, die belegen, dass Männer, die gerade Sex hatten, einen erhöhten Testosteronspiegel aufweisen. Und seien wir einmal ehrlich… was lässt uns unsere Männlichkeit mehr spüren als Sex? Denn es ist nicht nur so, dass der Spiegel auf Dauer steigt, sondern auch die Lust an sich kann sich wieder zum Positiven wenden, wenn man mehr Sex hat. Und das gilt auch für die Älteren unter uns. Denn auch bei euch, den der-Erde-bereits-länger-Dienenden steigt der Wert an, wenn ihr Sex hattet. Es ist also erstrebenswert, in jeglicher Hinsicht deine sexuellen Erfahrungen zu sammeln und auch auszukosten. Lass beim Thema Sex und Frauen wirklich nichts anbrennen und nimm mit, was

geht. Denn jede einzelne der Ladys wird dafür sorgen, dass dein Testosteronspiegel steigt und steigt, was wiederum andere Frauen an- (bzw. aus-) ziehen wird. Wenn es dir anfangs wirklich so schwer fallen sollte, eine Frau zu überzeugen, kannst du es auch erst einmal mit den Damen versuchen, die sich bezahlen lassen. Denn sie sind meist offen für alles und eine tolle Möglichkeit, um Erfahrung zu sammeln sowie mit der Frauenwelt warm zu werden. Außerdem sollen auch die Tipps, die ich dir am Ende noch zusammenfassend gebe, dabei helfen, offener auf Frauen zuzugehen.
Was die Menge betrifft, solltest du mindestens einmal die Woche Druck ablassen.

Sei es nun durch Sex mit einer Frau (was natürlich immer besser ist) oder der Hand, womit du es aber nicht übertreiben solltest, da dich das auslaugen und „schlaff" machen wird! An sich aber macht es keinen großen

Unterschied. Jedoch es ist wichtig, denn Studien haben bewiesen, dass der Testosteronspiegel die ersten sechs Tage ohne sexuelle Aktivität beständig bleibt, jedoch am siebten Tag stark sinkt und das weiter tut, bis der nächste Stichtag ansteht (ich empfehle aber höchstens ein- bis zweimal zu masturbieren pro Woche, um genug „Druck" zu haben, um auf „echte" Frauen zuzugehen!).

Beim Muskelaufbau heißt es ja oft, dass Sex den Muskelaufbau verhindert oder herauszögert, da das Sperma viel Eiweiß und Zink enthält. So wird das Eiweiß zum Muskelaufbau gebraucht und das Zink ist dafür verantwortlich, dass der Testosteronspiegel steigt. Den brauchst du ebenfalls, um Muskeln aufzubauen und beim Sport leistungsfähig zu sein.
Neueste Forschungen und Studien beweisen jedoch, dass der Zinkgehalt im Sperma bei einem „Verlust" so gering ist, dass es sich nicht auf den

Testosteronspiegel und somit auch nicht
auf deine Leistung beim Sport auswirkt.
Das heißt für dich, dass du dir keinerlei
Gedanken darüber machen musst, dass
guter Sex dein Training negativ
beeinflussen könnte.

10.2 Durch Sport

Ein gesunder Körper durch Sport ist der
Schlüssel für einen guten
Testosteronspiegel. Denn je dicker
jemand ist, desto niedriger ist auch sein
Testosteronspiegel. Das Fett sorgt
nämlich dafür, männliche Hormone in
weibliche zu verwandeln. Denke hier an
die „Männerbrust" oder den
„Schrumpfpenis". Durch
Gewichtsreduktion kannst du den
Testosteronspiegel steigern. Also rein in
die Sportklamotten und raus dem
sportarmen Alltag!

Der Zusammenhang von Muskelaufbau
und Testosteron liegt darin, dass es vier

verschiedene Hormone gibt, die den
Muskelaufbau beeinflussen. Eines davon
hat allerdings eine negative Auswirkung.

Die Guten sind:

- ✓ Testosteron

- ✓ Das Wachstumshormon (STH)

- ✓ Insulinähnliche
  Wachstumsfaktoren(IGF-1)

Der schlechte Gegenspieler ist:

- ✓ Cortisol (ein Stresshormon)

Wie wirken sie sich auf deinen Körper aus?

Das **Testosteron** ist der Stürmer unter
den Hormonen. Dieses Hormon ist das
wichtigste, wenn es um den Aufbau von
Muskeln geht. Denn Testosteron ist
verantwortlich dafür, die gerade

verdrückten Proteine in Muskelmasse
umzuwandeln. Wenn du also pumpen
und in Sachen Muskelaufbau etwas
erreichen willst, ist ein guter
Testosteronspiegel unumgänglich.

Das **Wachstumshormon (STH)** ist auch
unter dem Namen Somatropin bekannt
und stimuliert jede Zelle in deinem
Körper. Wie der Name schon sagt, ist
dieses Hormon für jeglichen Wachstum
im Körper zuständig. Außerdem hilft es
dir dabei, deinen Körperfettanteil zu
regulieren und dich nach ein paar
krassen Trainingseinheiten zu
regenerieren.

Die insulinähnlichen Wachstumsfaktoren
(IGF-1) sind dafür verantwortlich, dein
Zellenwachstum, insbesondere das der
Nerven- und Muskeln, zu regulieren. Der
Partner von IGF-1 nennt sich Megano
Growth Factor (MGF) und sorgt im
Zusammenspiel dafür, dass sich deine
Muskeln nach dem Pumpen reparieren.

Cortisol hingegen ist ein Stresshormon und verhindert den Aufbau von Proteinen im Körper. Während Insulin dafür sorgt, dass Eiweiß in deine Muskeln gepumpt wird, zieht es Cortisol wieder heraus und wandelt es in Glucose um. Somit wird das Muskeleiweiß als Brennstoff für deinen Körper missbraucht.

Wenn du Sport machst, ist es immer wichtig, dir Ziele zu setzen, die du erreichen willst und diese auch zu erreichen. Auch ein Erfolgserlebnis führt nämlich dazu, dass der Testosteronwert steigt. Somit erhöht sich auch dein Selbstbewusstsein, was sich wiederum positiv auf die Frauenwelt auswirkt. Lass uns also ein paar Sportarten unter die Lupe nehmen, die dafür sorgen, dass du dich wieder männlich fühlst und das auch ausstrahlst.

Kraftsport:

Beim Kraftsport ist ein intensives Intervall-Training am effektivsten. Wenn du so trainierst, wird dein Stoffwechsel stark angeregt und die Zusammensetzung des Penisgewebes verbessert sich. Schlussendlich sorgt es auch für einen Anstieg des Testosteronspiegels, der sich auf bis zu 40 % belaufen kann. Aber übertreib es nicht mit dem Sport. Schon gar nicht, wenn du übergewichtig bist oder schon lange keinen Sport mehr gemacht hast. Du musst niemandem etwas beweisen. Also lass es langsam angehen, um zu verhindern, dass dein Körper Cortisol ausstößt. Zum Durchstarten empfehle ich Übungen wie:

- ✓ Kreuzheben für die untere Rückenpartie

- ✓ Klimmzüge mit extra Gewicht für die obere Rückenpartie

- ✓ Bankdrücken, um Schultern, Trizeps und Brust zu trainieren

✓ Kniebeugen für die Beine

Bei den Übungen machst du drei bis acht Wiederholungen pro Satz und zwischendrin eine Pause von etwa 90 Sekunden. Das Gute dabei ist, dass du mit diesen Übungen mehrere verschiedene Muskelpartien trainierst. Das führt dazu, dass dein Testosteronspiegel stark ansteigt. Drei- bis viermal die Woche sollte reichen, um den Testosteronspiegel stark anzukurbeln. Willst du aber im Bereich Fitness wirklich etwas erreichen, dann empfehle ich dir einen Trainer bzw. jemanden, der sich sehr gut auskennt, weiter ist als du und dir gut helfen kann.

Ausdauersport:

Mit Ausdauersport solltest du vorsichtig sein. Es ist nämlich bewiesen, dass sich diese Art von Sport deutlich negativ auf deinen Testosteronspiegel auswirkt. Das Problem liegt darin, dass Ausdauersport zwar super zur Fettverbrennung ist, allerdings Cortisol dabei ausgestoßen

wird. Das dämmt die
Testosteronproduktion ein. Das heißt
jetzt natürlich nicht, dass du komplett
darauf verzichten sollst. Denn jeder
weiß, wie gut Ausdauersport auch für
das Herz-Kreislauf-System ist. Deshalb
rate ich dir, das Ausdauertraining
langsam anzugehen. Mache Dinge wie:

- ✓ Walking (im Schnellschritt)

- ✓ Kampfsportarten wie Judo,
  Taekwondo oder Thaiboxen

Kampfsportarten eignen sich generell
sehr gut, denn sie begünstigen den
Testosteronspiegel und wecken das Tier
in dir! Dabei lernst du auch, dich zu
verteidigen. Das macht dich wiederum
weniger ängstlich, selbstbewusster und
resistenter deiner Umwelt gegenüber –
>Unbedingt ausprobieren!

10.3 Gefährlicher Leben

Stellst du dich regelmäßig „Gefahren"?
Damit meine ich Dinge, vor denen du
Angst hast (z.B. eine fremde Frau auf
der Straße anzusprechen). Wenn nicht,
dann ist es JETZT an der Zeit! Das wird
deinen Testosteronspiegel langsam aber
sicher erhöhen!
Ebenso empfehle ich Dinge wie Bungee-
Jumping, Fallschirmspringen etc.
auszuprobieren.

Und verstehe mich jetzt nicht falsch:
**Es geht nicht darum, dich unnötig in
Gefahr zu bringen (und dazu will ich
auch nicht animieren und übernehme
keine Haftung für deine eventuelle
Fahrlässigkeit)**, aber schau, dass du
deine Grenzen stets erweiterst. So wirst
du dir nachhaltig einen höheren
Testosteronspiegel sichern. Also raus
aus der Komfortzone!

Dies kann auch bedeuten, auf Reisen zu
gehen. Dort gerätst du manchmal in

Situationen, die unerwartete Herausforderungen mit sich bringen. Ich empfehle es wirklich, viel zu reisen, Neues zu entdecken und kennenzulernen und auch nicht immer nur die Routen zu nehmen, die für Touris wie dich vorgesehen sind (bitte dabei nicht zu weit aus dem Fenster lehnen!).

Ansonsten: Geh auch ab und zu einmal hinaus in den Wald. Fühl dich wie ein Jäger von damals und schleiche durch die Büsche. Du kannst auch eine Survival-Tour für dich planen und schauen, wie weit du mit Rucksack und Zelt kommst. Aber Vorsicht! Auch hier übernehme ich keine Haftung und bitte dich darum, die nötigen Sicherheitsmaßnahmen selbst zu treffen!

10.4 Mit der richtigen Ernährung zum Erfolg (mit 10 Rezepten)

Durch deine Ernährung kannst du schon viel erreichen, um deinen Testosteronspiegel zu steigern. Das passiert über den Vitalstoff- und Antioxidantien Reichtum. Er ist es, der den Körper mit allen Stoffen versorgt, die er braucht, um dich mit einem höheren Testosteronwert zu belohnen. Wenn du dich also, ich nenne es jetzt einfach einmal „testosteronisch", ernährst, kannst du deinen Körper durch die richtigen Lebensmittel mit testosteronähnlichen Stoffen versorgen. Das wirkt sich ebenfalls positiv auf deine Nieren und Nebennieren aus. „Was haben denn jetzt meine Nieren damit zu tun?", wirst du dich fragen. Das kann ich dir schon sagen. Die Antwort wird dich wahrscheinlich schnell darüber nachdenken lassen, die Ernährung, wenn nötig, umzustellen. Denn eine Erkrankung der Nieren kann dazu führen, dass der Östrogenspiegel steigt und der des Testosterons drastisch abfällt. Es kann auch zur Impotenz kommen. Also tu etwas für deine Nieren. Lass uns jetzt ein paar Lebensmittel unter die Lupe nehmen.

„Gute" Lebensmittel sind:

Sellerie: Er enthält eine hohe Konzentration an testosteronähnlichen Substanzen und unterstützt den Körper dabei, die Nieren und Nebennieren gesund zu halten. Außerdem wirkt er blutdrucksenkend, was sich ebenfalls positiv auf die Nieren auswirkt. Drei bis vier Stangen am Tag sind empfehlenswert. Entweder als Saft oder einfach so.

Gurken: Auch sie sind gut für die Nieren und liefern viel organisches Wasser. Gurken eignen sich deshalb ebenfalls super, um sie zu entsaften.

Spinat: Er ist sehr vitalstoffreich und
fördert wegen des hohen Nitratgehalts
das Muskelgewebe.

Dunkle Schokolade: Dunkle
Schokolade ist nicht nur lecker und
schnell zu besorgen, sondern enthält
auch die Stimmungsbooster Serotonin
und Theobromin, welche dein zentrales
Nervensystem stimulieren. Dunkle
Schokolade ist außerdem stark
potenzsteigernd und es gilt der
Grundsatz: je dunkler die Schokolade,
desto besser.

Knoblauch: Knoblauch wird schon seit
vielen Jahren in Japan verwendet, um
den Testosteronspiegel zu steigern. So
wurde ein Test bei Ratten durchgeführt,
bei dem die Ratten mit Knoblauchpulver
gefüttert wurden. Dabei wurde
schlussendlich ein erhöhter
Testosteronwert festgestellt und auch
die Qualität des Spermas war deutlich
besser. Allerdings ist es bei einem
übermäßigen Knoblauchkonsum schon

so, dass man das irgendwann riecht. Gehe also sparsam damit um (oder besorg dir Knoblauchtabletten, die den Geruch neutralisieren ;)).

Hafer: Hafer ist ultra-gesund und sollte jeden Tag gegessen werden. Denn er sorgt dafür, dass der SHBG -Spiegel (sexualhormonbindendes Globulin) sinkt und der des freien Testosterons steigt. Außerdem wirkt Hafer beruhigend auf die Nerven, was sich ebenfalls positiv auswirkt.

„Schlechte" Lebensmittel:

Sojaprodukte: Jeder Vegetarier und Veganer wird jetzt wahrscheinlich schlucken. Ich muss dich leider enttäuschen, denn Soja beinhaltet Phyto-Östrogene, welche zum Steigen des Östrogenspiegels führen können. Ergebnis davon können Männerbrüste oder auch Impotenz sein.

Billiges Fleisch: Das Fleisch aus der Massentierhaltung ist voller Hormone, um das Wachstum der Tiere zu beschleunigen, Antibiotika, Stress- und Angsthormone. All das nimmst du über den Konsum zu dir. Also Finger weg davon!

Schlechte Pflanzenöle: Dazu gehören Öle wie Rapsöl, Sonnenblumenöl, Canaöl und viele mehr. Sie werden in einem sehr unnatürlichen Verfahren gewonnen und sind voll mit Zusatzstoffen. Außerdem sind sie reich an mehrfach-ungesättigten-Fettsäuren. Das sind genau die, die wir nicht wollen.

Fertig verarbeitete Lebensmittel: Also quasi fertige Mahlzeiten aus dem Supermarkt sind voll mit Chemikalien, Zusatzstoffen und genmanipuliertem Sch**ß. Verzichte also auf industriell hergestellte Lebensmittel wie Tiefkühlpizza, Gewürzmischung, Süßigkeiten und Co.

Das waren jetzt nur ein paar der
wichtigsten Lebensmittel. Es gibt aber
natürlich noch viele mehr. Jetzt möchte
ich aber zu den Rezepten übergehen,
die du dir easy going und schnell selbst
machen kannst.

10.4.1 Das Fit-mach-Steak für das perfekte Sixpack

- 340 g Rindfleisch (Steak)
- 3 EL Olivenöl
- 1.5 EL Balsamico
- 12 Blatt Basilikum
- Knoblauchzehe
- 0.5 TL Thymian (getrocknet)
- 450 g Tomate(n)
- 50 g Ziegenkäse
- 60 g Champignon(s)
- 0.5 Brühwürfel
- Salz
- Pfeffer

Zubereitung:

1. Nimm als Erstes den Ziegenkäse aus dem Kühlschrank, damit er seinen Geschmack entfalten kann.

2. Schneide Tomaten und
   Ziegenkäse in Scheiben. Halbiere
   die Scheiben des Ziegenkäses
   noch einmal.
3. Die Tomaten kannst du schon
   einmal auf dem Teller anrichten
   und nach Belieben würzen.
4. Dann die Basilikumblätter klein
   schneiden und zusammen mit
   dem Ziegenkäse auf den
   Tomaten verteilen.
5. Schneide im Anschluss die
   Champignons klein, hacke den
   Knoblauch und erhitze ein wenig
   Öl in einer Pfanne. Einen Topf mit
   Wasser aufsetzen und den
   Brühwürfel darin aufkochen
   lassen
6. In der heißen Pfanne brätst du
   dann die Steaks auf jeder Seite
   drei Minuten scharf an und würzt
   mit Salz und Pfeffer. Die Steaks
   dann auch auf dem Teller
   platzieren. (Bratensaft nicht
   wegschütten)

7. Den Thymian und den Knoblauch
   gibst du in den Bratensaft und
   rührst gut um, sodass sich die
   Kruste am Boden der Pfanne löst.
8. Dann gibst du die Champignons
   und ein wenig Brühe hinzu und
   lässt für etwa 2-3 Minuten
   köcheln. Danach die Soße über
   die Steaks geben.
9. Zum Schluss musst du nur noch
   die Tomaten und den Ziegenkäse
   mit Essig und Öl beträufeln und
   Bam! Fertig ist dein Power Steak.
   Guten Appetit.

10.4.2 Deftige Kichererbsen-Pfanne mit Hackfleisch

<u>Zutaten für 1 Portion:</u>

- 1/2 Zwiebel (mittelgroße)
- 1 Paprika (mittelgroß)
- 150 g Kichererbsen (aus der Dose)
- 1 EL Naturjoghurt
- 2 Zweige Koriander (optional)
- 120 g Rinderhackfleisch
- 1 Knoblauchzehe
- 1 TL Tomatenmark
- 1 EL Olivenöl
- 100 ml Rinderbrühe
- Salz
- Pfeffer

<u>Zubereitung:</u>

1. Knoblauch und Zwiebeln klein hacken und Paprika in Streifen schneiden.

2. Dann erhitzt du Öl in einer Pfanne
    und brätst den Knoblauch mit den
    Zwiebeln kurz glasig an. Das
    Hack dazugeben, mit Salz und
    Pfeffer würzen und krümelig
    anbraten.
3. Gebe Paprika und Tomatenmark
    hinzu und schwitze mit an.
4. Danach löscht du mit der Brühe
    ab und lässt für ca. 5 Minuten
    köcheln.
5. Dann nur noch die Kichererbsen
    dazugeben und 3 Minuten
    erhitzen. Joghurt und Koriander
    als Topping und fertig!

10.4.3 Quinoa-Pfanne mit Ei

<u>Zutaten für 1 Portion:</u>

- 1 TL Rapsöl
- 2 Frühlingszwiebeln (mittelgroß)
- 50 g Feta
- 1 Ei (mittelgroß)
- 100 g Kirschtomaten
- 50 g Quinoa (bunt)
- 100 g Zucchini
- Salz
- Pfeffer

<u>Zubereitung:</u>

1. Heize den Ofen auf 200° vor.
2. Als Erstes die Quinoa in einem Sieb kurz abwaschen und dann wie auf der Packung beschrieben in Wasser garen.
3. Schneide dann Tomaten, Frühlingszwiebeln und Zucchini in kleine Stücke.

4. Das Gemüse anschließend in einer Pfanne mit Öl anbraten und nach Belieben mit Salz und Pfeffer würzen. Feta klein bröseln und mit der Quinoa zusammen in die Pfanne geben. Vermenge alles gut.

5. Vierschiebe danach das Gemüse in der Pfanne, sodass eine Mulde entsteht. Dort dann das Ei hineinschlagen und stocken lassen. Dann stellst du die Pfanne für ca. 4-5 Minuten in den Ofen, damit das Ei gut durch ist. Hau rein und lass es dir schmecken!

10.4.4 Lachs-Spieße auf Bohnen mit Avocado

<u>Zutaten für 2 Portionen:</u>

- 1 Limette (mittelgroß)
- 300 g Lachs
- 2 EL Olivenöl
- 200 g Grünkohl
- 400 g Kidneybohnen (aus der Dose)
- 1 EL Chili Sauce (süß)
- 2 Paprika (rot)
- 1 Avocado
- 8 Kirschtomaten
- 1 EL Koriander (frisch)

<u>Zubereitung:</u>

1. Limetten auspressen und in einer Schüssel den Saft (hälfte) zusammen mit der Chili Sauce verrühren.
2. Dann schneidest du den Lachs in Würfel und steckst diese auf

Spieße. Wende die Spieße dann in der Limetten-Chili Sauce.

3. Als Nächstes die Avocado schälen und gemeinsam mit den Tomaten in kleine Würfel schneiden sowie den Koriander hacken. Gib alles in eine Schüssel und vermenge es mit dem Rest Limettensaft, Salz und Pfeffer.

4. Die Pfanne mit ein wenig Olivenöl erhitzen und die Lachs-Spieße von allen Seiten 4 Minuten anbraten.

5. Danach musst du nur noch den Grünkohl hacken, die Paprika in Würfen schneiden und beides zusammen mit den abgetropften Bohnen und einem EL Olivenöl für 5 Minuten in der Pfanne mit anbraten. Servieren, fertig!

10.4.5 Brokkoli-Omelette mit Käse

- 3 Eier
- 1/2 Schalotte (fein gewürfelt)
- 300 g Brokkoli (in Röschen)
- 1/4 Zehe Knoblauch (gepresst)
- 1 Schuss Milch
- 60 g Käse (gerieben, z.B. Gouda)
- Salz
- Pfeffer

Zubereitung:

1. Wasser in einem Topf erwärmen und Brokkoli darin bissfest garen.
2. Verrühre Knoblauch, Schalotte, Milch und Eier zusammen.
3. Erhitze in einer Pfanne Öl, gib Brokkoli und Zwiebeln hinein und schwenke kurz. Danach das Eigemisch darüber verteilen und

das Ganze bei mittlerer Stufe
stocken lassen.

4. Danach musst du nur noch das
   Omelette mit dem Käse betreuen,
   nach Belieben würzen, einmal in
   der Mitte umklappen und
   genießen. Lass es dir schmecken!

10.4.6 Thunfisch-Salat griechische Art

<u>Zutaten für 2 Portionen:</u>

- 2 Handvoll Salat (Sorte nach Wahl)
- 100 g Feta
- 1 Dose Thunfisch im eigenen Saft
- 1,5 EL Balsamico
- Pfeffer
- Oliven (Menge nach Belieben)
- Salz
- 2 EL Olivenöl
- 200 g Kirschtomate(n)

<u>Zubereitung:</u>

1. Salat waschen und trocknen.
2. Dann die Tomaten waschen und klein scheiden.
3. Schneide die Zwiebeln in Ringe und die Oliven in Scheiben.

4. Danach noch den Feta würfeln
    und alles zusammen mit dem
    Salat vermischen.
5. Aus Balsamico, Olivenöl, Salz
    und Pfeffer kannst du das
    Dressing mischen und fertig!

10.4.7 Schweinelende mit Süßkartoffeln

<u>Zutaten für 1 Portion:</u>

* 1 Süßkartoffel
* 120 g Schweinelende
* 1 EL Mandelblättchen
* 2 TL Rapsöl
* 150 g grüne Bohnen
* Salz
* Pfeffer

<u>Zubereitung:</u>

1. Die Süßkartoffeln in Scheiben schneiden, mit 1 TL Öl beträufeln, salzen und auf einem Blech für 30 Minuten bei 230° backen.
2. Bringe Wasser zum Kochen, gebe Salz hinein und gare die Bohnen für 3-4 Minuten, sodass sie noch Biss haben.
3. Das Fleisch in dicke Scheiben schneiden, mit Salz und Pfeffer

würzen und im restlichen Öl für 3
Minuten auf jeder Seite anbraten.

4. Dann musst du nur noch die
   Mandel in einer Pfanne ohne Öl
   anrösten, servieren und fertig!
   Guten Appetit.

10.4.8 Thunfisch-Steak mit Reis und Brokkoli-Spinat-Gemüse

Zutaten für 2 Portionen:

- 2 Paprika (rot)
- 200 g Broccoli
- 200 g Baby-Spinat
- 75 g Reis
- 2 Schalotten
- 1 EL Olivenöl
- 2 EL Balsamico
- 300 g Frischer Thunfisch (Steaks)

Zubereitung:

1. Ofen auf 200° vorheizen.
2. Wasche das Gemüse und schneide es klein.
3. Gare den Reis nach Anleitung.
4. Schalotten und Paprika 5 Minuten in ein wenig Öl anbraten und anschließend mit dem Essig zu einer dicken Soße pürieren.

5. Gib den Thunfisch auf ein wenig
   Alufolie, beträufle ihn mit einem
   EL Soße, wickle ihn locker ein
   und backe für 6-8 Minuten.
6. Die Brokkoli-Bäumchen ohne
   Strunk in Salzwasser ca. 6
   Minuten kochen. Dann nach 4
   Minuten den Spinat hinzugeben
   und ebenfalls für ein paar Minuten
   garen.
7. Dann musst du den Thunfisch aus
   dem Ofen holen und mit dem
   Gemüse und der restlichen Soße
   servieren.
   Wow, so einfach! Lass es dir
   schmecken!

10.4.9 Spinat-Thunfisch-Salat

<u>Zutaten für 1 Portion:</u>

- 1 Paprika (gelb)
- 100 g Spinat (frisch)
- 1 TL Zitronensaft
- 1/2 TL Dijon-Senf
- 1/2 Zehe Knoblauch (gepresst)
- 100 g Thunfisch im eigenen Saft
- 1/2 rote Zwiebeln
- 6 Cocktailtomaten
- 10 schwarze Oliven
- 2 EL Petersilie
- 1 EL Olivenöl

<u>Zubereitung:</u>

1. Als Erstes den Spinat waschen und trocknen.
2. Dann schneidest du die Paprika in Streifen, halbierst du die Tomaten und schneidest du die Zwiebel in Ringe.

3. Thunfisch und die Oliven
    abtropfen lassen und die
    Petersilie klein hacken. Vermenge
    dann die Oliven, den Thunfisch,
    die Zwiebeln und die Petersilie in
    einer Schüssel.
4. Zum Schluss kommt noch das
    Dressing. Dafür verrührst du
    Zitronensaft, Öl, Senf und den
    gepressten Knoblauch zusammen
    und gießt es über den Salat.
    Dann noch die Spinatblätter
    unterheben, mit Petersilie
    bestreuen, fertig!

10.4.10 Testosteron-Booster für unterwegs

<u>Zutaten für ca. 500 ml:</u>

- 2 Tassen gefrorene Beeren
- 1 Granatapfel
- 2-3 rohe Eier
- 1 Banane und ein Kiwi
- 50 g Haferflocken
- 300 ml Wasser
- Brokkoli-Röschen (gefroren oder frisch)

<u>Zubereitung:</u>

Die Zubereitung sollte jeder hinbekommen. Gib einfach alle genannten Zutaten in den Mixer und verrühre solange, bis alles fein und flüssig ist.

<u>Tipp:</u> Sollte der Drink ein wenig zu dick sein, kannst du noch ein wenig Wasser dazu geben.

Das waren die zehn Rezepte, die ich am besten finde. Mit solchen Drinks wie der am Schluss, kannst du echt spielen und alles hineinhauen, was du an Obst, Gemüse und Superfood findest. Das gilt auch für den Entsafter. Das ist das absolut Beste, was du für deinen Körper tun kannst.

11. 10 effektive Tipps, um deinen Testosteron- spiegel natürlich zu steigern

Zum Schluss gebe ich dir zusammenfassend ein paar schnelle Tipps zum Steigern deines Testosteronspiegels auf natürliche Weise:

✓ **Gewichtsabnahme:** Solltest du an Übergewicht leiden, empfehle ich dir abzunehmen. Auch wenn es nicht einfach ist, schaffbar ist es für jeden. Vermeide so gut, wie es geht, Zucker und trainiere drei- bis viermal in der Woche. Wichtig ist auch, dass du die Kraft und Motivation besitzt, das Ganze durchzuziehen. Wenn du einmal damit angefangen hast, dann werde nicht wieder rückfällig, sondern zieh es durch. Schon bald wirst du auch erste Fortschritte sehen. Der Anfang ist bekanntlich immer schwer. Wenn du aber die ersten positiven Erlebnisse hast und merkst, dass sich etwas ändert, dann hast du auch den Willen, das Ganze bis zum Ende durchzuziehen. Am besten suchst du dir für die ersten Schritte jemanden, mit dem du zum Beispiel gemeinsam Sport machen kannst oder mit dem du zusammen etwas Gesundes kochst. Zu zweit geht es immer leichter und du hast dein Ziel bald erreicht.

√ Intensives Training mit Fasten: Die kurzen, aber intensiven Trainingsphasen haben einen bewiesenen positiven Effekt auf deinen Testosteronspiegel. Das Fasten sorgt dafür, dass dein Körper bei der nächsten Nahrungsaufnahme schneller satt ist und somit die Testosteronproduktion und den Muskelaufbau begünstigt. Wenn du fastest, kannst du auf Smoothies zurückgreifen und das einen bis drei Tage durchziehen. Achte aber darauf, die lebensnotwendigen Nährstoffe für

deinen Körper nicht zu vernachlässigen.
Auch in der Fastenzeit solltest du
wissen, dass dein Körper weiter arbeiten
muss und dazu die nötigen Vitamine und
Mineralstoffe braucht. Achte deswegen
am besten bei deiner Wahl eines
Smoothies auf die Nährstoffe oder mach
dir deinen Smoothie ganz einfach selbst.
So weißt du ganz genau, was in deinem
Smoothie alles drinnen ist und du kannst
selber entscheiden, was dort überhaupt
hinein soll.

✓ **Krafttraining:** Das Krafttraining regt
auf natürliche Weise die
Testosteronproduktion im Körper an und
fördert den Muskelaufbau. Führe die
Übungen langsam aus, um sie effektiver
zu machen. Nach jedem Krafttraining ist
es besonders wichtig, dem Körper die
während des Trainings verbrannten
Nährstoffe wieder zuzuführen. Am
besten isst du nach dem Training etwas,
das Eiweiß, gut verdauliche
Kohlenhydrate und auch etwas Fett
enthält. Obst und Gemüse darfst du

auch verzehren. Sie enthalten
schließlich viele gute Nährstoffe, die für
den Körper wichtig sind.

✓ **Zink:** Dein Körper braucht Zink, um
Testosteron zu produzieren und den
Muskelaufbau zu fördern.
Untersuchungen haben hierbei ergeben,
dass Männer, die ihrem Körper
ausreichend Zink zuführen, nach ca.
sechs Wochen schon einen erhöhten
Testosteronwert aufweisen. Es gibt
mittlerweile viele Varianten, wie du Zink
aufnehmen kannst. Wir nehmen nämlich
meist durch die Nahrung nicht viel auf.
Du kannst dir Tabletten besorgen,
welche dir eine ausreichende Portion an
Zink verleihen oder dir auch
Brausetabletten kaufen, die du dir in dein
Wasser mischt und über den Tag verteilt
trinkst.

✓ **Vitamin-D:** Vitamin-D ist ein
Steroidhormon, das für die Entwicklung
der männlichen Samenzellen essenziell
ist. Vitamin-D kann sogar bei

übergewichtigen Männern zu einem Anstieg des Testosterons führen. Du findest es in vielen Produkten, beispielsweise in Milchprodukten, Fisch, Fleisch, Geflügel, Eiern und in Obst oder Gemüse. Hier kannst du dir also genügend Vitamin-D Bedarf von den Lebensmitteln holen, ohne dass du Nahrungsergänzungsmittel brauchst.

✓ **Stress reduzieren:** Unter Stress produziert der Körper große Mengen an Cortisol und diese blockieren, wie bereits erwähnt, die Produktion von Testosteron. Versuche dir also nicht so viel Stress zu machen und gehe die Dinge ruhiger an. Mach dir einen Plan, indem du dir deine Dinge, die du erledigen musst, gezielt einplanst, ohne dabei in Stress zu verfallen. Du wirst sehen: dein Leben wird um einiges ruhiger und du bist viel durchgeplanter als zuvor. Das hat natürlich alles seinen Vorteil.

✓ **Zucker reduzieren:** Zucker sorgt für einen erhöhten Insulin-Stoffwechsel, welcher den Testosteronspiegel deutlich senkt. Achte deshalb auf eine kohlenhydratarme Ernährung! Falls du bei manchen Dingen dennoch nicht auf den Süßstoff verzichten möchtest, kannst du auch auf Xylit, Ahornsirup oder andere gesunde Süßstoffe setzen. Sie sind eine tolle Variante im Vergleich zum ungesunden Zucker.

✓ **Gesunde Fette:** Gesunde Fette, wie zum Beispiel die der Avocado, von Nüssen, Bio-Fleisch oder Oliven sind ebenfalls hilfreich, um den Spiegel zu erhöhen.

✓ **Ausreichend Schlaf:** Ein gesunder Schlaf baut Stress ab. Um dafür zu sorgen, gut zu schlafen, kannst zu vor dem zu Bett gehen noch ein heißes Bad nehmen und/oder meditieren. Verzichte auf koffeinhaltige Getränke am Abend. Ein gesunder Schlaf beinhaltet ungefähr acht Stunden, die du mit Sicherheit in deinen Alltag einplanen kannst.

✓ **Alkohol, Nikotin:** Beim Thema Bier zum Beispiel ist es so, dass es - wie fast jeder weiß - Hopfen enthält. Der wiederum enthält das weibliche Hormon Östrogen. Außerdem erhöht Alkohol den Cortisolspiegel. Bei Zigaretten ist es so, dass das darin befindliche Nikotin die Beweglichkeit der Spermien einschränkt und Impotenz fördert. Mach dir also Gedanken darüber, ob du denn wirklich Alkohol und Nikotin in deinem Alltag brauchst oder ob du auch ohne zurechtkommst.

✓ **Gefährlicher Leben:** Wer sich Ängsten und „Gefahren" eher stellt, wird dafür mit einem höheren Testosteronspiegel belohnt.

✓ **Reisen:** Zu reisen bedeutet auch immer, seine Komfortzone zu verlassen, ganz besonders, wenn man dabei neue

Länder ausprobiert und sich in „abenteuerliche" Situationen begibt!

✓ **Raus in die Wildnis:** Verbinde dich mit der Natur. Spüre deine männliche Urkraft, indem du dich mit dem konfrontierst, was dich geschaffen hat! Frische Luft tut nicht nur deinem Körper, sondern auch dir selber gut.

Zu guter Letzt noch ein Geheimtipp: Weniger masturbieren, damit auch immer ein wenig Druck im Kessel ist, der dich energiereicher deine Ziele verfolgen und Frauen jagen lassen wird ;)

Schlusswort

Einen Testosteronmangel solltest du auf keinen Fall auf die leichte Schulter nehmen, denn das Männer-Hormon steuert, entgegen der landläufigen Meinung, nicht nur den Sexualtrieb, sondern beeinflusst auch deine Stimmung oder inneren Organe, wie zum Beispiel Leber oder Niere. Ein weiteres Vorurteil ist, dass ein Testosteronmangel nur ältere Männer betrifft. Ob bzw. in wie weit eine Gefahr für Testosteronmangel besteht, kann anhand verschiedener Risikolevels "gecheckt" werden, wobei bei Level 1 die Wahrscheinlichkeit am geringsten und bei Level 6 am höchsten ist. Ab dem Level 4 gilt Mann als grundsätzlich gefährdet. Die Einstufung erfolgt dabei nach verschiedenen Kriterien, wie zum Beispiel Alter, Gewicht und Stress, die jeweils unterschiedlich gewichtet werden, also je nach Mann den Level erhöhen oder verringern.

Antriebslosigkeit, innere Unruhe oder Gereiztheit als psychische Symptome sowie Osteoporose, Gewichtszunahme oder Erektionsprobleme als physische Symptome können bei Männern jeden Alters auftreten. Eines der größten Probleme bei einem Mangel des Männer-Hormons ist jedoch, dass vielen Männern dabei das eigene Ego im Weg steht, weshalb für die verschiedenen Anzeichen oft "Ausreden" gesucht werden. Das zweite Problem besteht darin, dass sich ein Testosteronmangel nicht von heute auf morgen zeigt, sondern sich schleichend einstellt.

Die Ursachen für den Testosteronmangel sind von Mann zu Mann unterschiedlich. Trotzdem gibt es eine Reihe von Faktoren, welche die Testosteronproduktion reduzieren, also einen Mangel begünstigen. Dazu gehören zum Beispiel ein ungesunder Lebensstil, Stress oder Krankheiten wie Diabetes oder Bluthochdruck. Ein zu niedriger Testosteronspiegel kann aber

auch genetisch bedingt sein, wie zum
Beispiel beim Morbus-Klinefelter-
Syndrom. Letzteres muss jedoch ein
Arzt abklären. Bei den anderen
Ursachen ist ein Gang zum Urologen
nicht zwangsweise notwendig, allerdings
kannst du nur mit einer ärztlichen
Blutuntersuchung beim Urologen auf
Nummer sicher gehen. Der Mindestwert
liegt für Männer zwischen 18 und 40
Jahren bei 3,5 µg/l bis 9 µg/l.

Bevor du vom Arzt Medikamente
verschrieben bekommst, ist es einfacher,
erst einmal auf eine natürliche
Steigerung zu setzen. Der wichtigste
Punkt dabei ist deine Ernährung.
Deshalb gehören Obst und Gemüse als
Lieferanten für Mineralien und Vitamine
auf den Speiseplan, auch wenn es
schwer fällt. Weiter fördert Eiweiß die
Produktion von Testosteron. Fettreiche
Speisen solltest du vermeiden, da sie
langfristige Testosteron-Killer sind. An
zweiter Stelle steht Bewegung bzw.
Sport. So hilft der regelmäßige Gang ins

Fitnessstudio mit Bein-, Rücken- und Brustmuskeltraining sowie Joggen, Radfahren oder Ballsportarten wie Fuß- oder Handball auch vorbeugend gegen einen Testosteronmangel. Und natürlich ist regelmäßiger Sex eine ideale Vorbeugungsmaßnahme. Gegen beruflichen Stress hilft oft ein klärendes Gespräch unter Kollegen. Gegen innere Unruhe und Stress kann meditieren helfen, um den Blick auf die wirklichen Dinge im Leben zu lenken. Außerdem solltest du auf genügend Schlaf achten, denn wer weniger als acht Stunden pro Tag schläft, setzt sich der Gefahr eines Testosteronmangels aus.

So, nun kommen wir aber einmal zum Ende. Schließlich waren das bestimmt einige neue Informationen für dich, die du erst einmal verarbeiten, und noch wichtiger – umsetzen (!) musst. Dieses Buch war für dich hoffentlich aufschluss- und vor allem hilfreich. Du weißt nun, was Testosteron ist und warum es eine solche Bedeutung hat. Denn dabei geht es, wie wir nun wissen, nicht nur um die Männlichkeit, sondern um unser allgemeines Wohlbefinden. Die Rezepte sollen dir bei einem Neustart helfen und dich motivieren, dein Leben, wenn nötig, umzustellen. Auch wenn eine Umstellung nicht leicht ist, wirst auch du dich auf Dauer daran gewöhnen. Spätestens, wenn du den positiven Effekt merkst und siehst, wirst du auch gerne dabei bleiben. In diesem Sinne will ich mich bei dir bedanken, dass du dich für mein Buch entschieden hast. Ich hoffe, dich nicht enttäuscht zu haben.

Also, hau rein und ich wünsche dir viel Erfolg für deine Zukunft!!

Haftungsausschluss

Dieses Werk ist durch das Urheberrecht geschützt. Zuwiderhandlungen werden straf- und zivilrechtlich verfolgt. Ohne schriftliche Genehmigung des Autors ist jegliche – auch auszugsweise – Vervielfältigung und Verbreitung nicht gestattet, sei es

- in gedruckter Form,
- durch fotomechanische Verfahren,
- auf Bild- und Tonträgern,
- auf Datenträgern aller Art.

Die Verwendung der Informationen in diesem Buch und die Umsetzung derselben erfolgt ausdrücklich auf eigenes Risiko. Haftungsansprüche gegen den Autor für Schäden jeglicher Art, die durch die Nutzung der Informationen in diesem Buch bzw. durch die Nutzung fehlerhafter und/oder unvollständiger Informationen verursacht wurden, sind ausgeschlossen. Folglich sind auch Rechts-und Schadenersatzansprüche ausgeschlossen. Der Inhalt dieses Werkes wurde mit größter Sorgfalt erstellt und überprüft. Der Autor übernimmt keine Gewähr und Haftung für die Aktualität, Korrektheit, Vollständigkeit und Qualität der bereitgestellten Informationen. Druckfehler können nicht vollständig ausgeschlossen werden. Weiterhin beruht der Inhalt dieses Werkes auf persönlichen Erfahrungen und Meinungen des Autors. Der Inhalt darf nicht mit medizinischer Hilfe verwechselt werden."

Impressum